ConnectDoor –

Zugang zu einer vergessenen Dimension

Essen hält Leib und Seele zusammen

Inge Friedrich
Elisabeth Müller
Bernd Laudenbach

4

Bibliografische Information der Deutschen Nationalbibliothek. Die Deutsche Nationalbibliothek verzeichnet diese Publikation in der Deutschen Nationalbibliografie, detaillierte biblio-grafische Daten sind im Internet über http://dnb.dnb.de abrufbar.

Herstellung und Verlag

BoD – Books on Demand, Norderstedt

ISBN 9 783749 451715

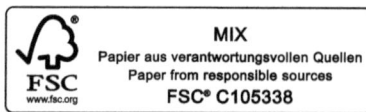

Diese Informationen sind für Menschen,

- die bereit sind, Eigenverantwortung für Gesundheit, Fühlen, Denken und Handeln zu übernehmen,
- die Verbindungen zu inneren Realitäten und inneren Ursprüngen ihres Selbst hervorrufen möchten,
- die an Maßnahmen gegen die Versklavung des menschlichen Bewusstseins interessiert sind,
- die neugierig darauf sind, Unbekanntes für sich bekannt zu machen,
- die für sich selbst entscheiden wollen, welche Optionen für sie von Vorteil sind.

Inhaltsverzeichnis

Vorwort

Worauf wir unsere Aufmerksamkeit lenken, das wächst. Mein Fokus lag in der letzten Zeit voll auf gesunder Ernährung und wie wir eine Ernährungsumstellung mit COBIMAX unterstützen können.
So kam eine Menge Informationen über dieses Thema auf mich zu.

Im Prinzip wissen wir alle, was gesund für uns wäre. Das Lebensmittelangebot ist riesig, wir müssen nicht verhungern, alles füllt den Magen, macht fürs erste satt, mitunter verstärkt es noch den Heißhunger. Es werden ebenso viele Leckereien angeboten, ob süß oder pikant, die unsere Geschmacksknospen verwöhnen.

Denken wir überhaupt noch darüber nach, was wir uns täglich mehrmals reinschaufeln???
Industriell gefertigte Nahrungsmittel? Sind das Lebensmittel oder nur zusammengemixte Chemie?
Die große Frage ist: Was macht das mit unserem Körper?
Kann unser Körper diese Nahrungsmittel / Lebensmittel überhaupt verwerten?

Es sind so viele innere und äußere Einflüsse, die es dem Körper schwer machen, ordentlich zu arbeiten und uns gesund und fit zu erhalten.
Ich möchte hier keine weitere Ernährungskur anbieten, da gibt es genügend Vorschläge.

Mir liegt es am Herzen, Menschen darauf aufmerksam zu machen, was sie tun können, ihr „Fahrzeug" zu säubern, sauber zu halten und mit einer natürlichen Energie zu versorgen.
Wichtig ist zu verstehen, dass wir nicht nur darauf achten sollten, was wir essen, sondern auch wie wir essen und warum wir essen.

Warum essen wir? Natürlich weil wir Hunger haben, der Magen knurrt und es Zeit wird, ihm etwas zum Arbeiten zu geben. Meistens steckt aber hinter unserem Hunger etwas anderes.

Wie essen wir? Welche Emotionen beherrschen mich beim Essen zubereiten, beim Essen an sich?

Was essen wir? Welche Art von Nahrung nehmen wir zu uns? Ernähren wir uns unbewusst mit allen möglichen Leckereien oder sind wir uns bewusst, welche Nahrung unserem Körper gut tut?

Dies alles werden wir hier beleuchten und auch Lösungsvorschläge präsentieren.

Cen-Tooh, der Therapeut

In anderen ConnectDoor-
Büchern habe ich
ausführlich erklärt, wie und
warum COBIMAX, die
Communikations-
Biologische Matrix,
funktioniert und was alles
damit machbar ist.

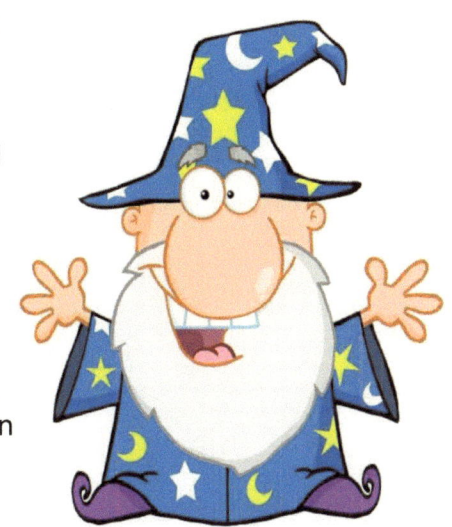

Ihr bekommt auch Zugang
zu Eurem eigenen Kleinhirn
über mein Universum
www.connectdoor.de.
Wenn ich meinen
Zauberstern bei „Freie Themenwahl" in der Hand halte, habt
Ihr die Möglichkeit, alles anzusprechen, mit einfachen Worten,
welcher Zustand verbessert werden sollte.

Euer Kleinhirnbewusstsein weiß alles und weiß auch, was
verbesserungswürdig ist. Auch wenn ein ausgebildeter
COBIMAX- Anwender dem Kleinhirn etwas vorschlägt, prüft
dieses ganz genau, ob es der Verbesserung dient oder ob es
keinen Nutzen hätte. Es verschwendet keine Energie. Es geht
diejenigen Probleme an, welche verbessert werden können.

Heute möchte ich Euch helfen, Euer Bewusstsein zu schärfen
für das, was wir denken, fühlen und essen.

Hinweis:
Es sei hier darauf hingewiesen, dass auf der Erde diese
Methode für den medizinischen Laien weder Arzt noch
Heilpraktiker ersetzt, und dass sie niemals zum Absetzen
von Medikamenten auffordert.

12

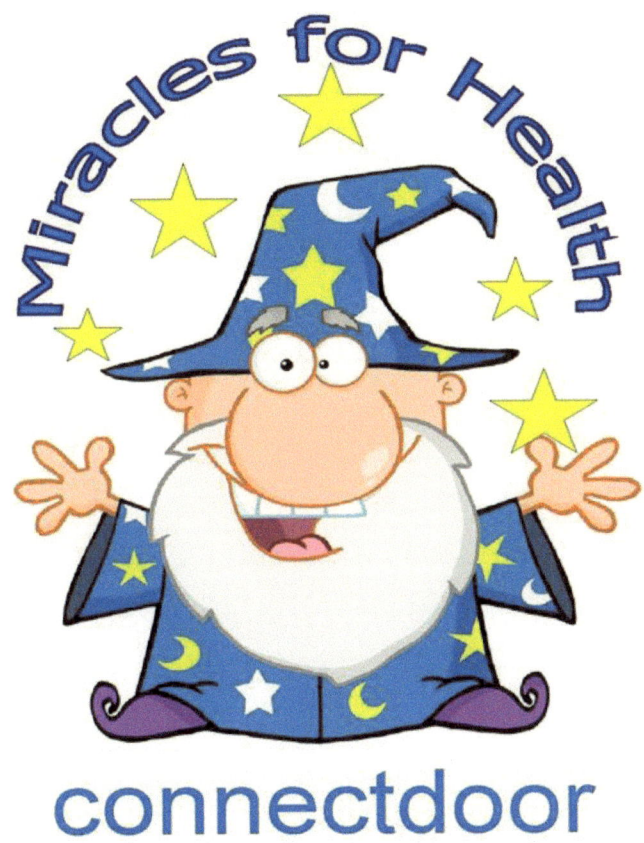

connectdoor

Tiere leben lassen

Wer ein Haustier hat, kann sich wohl kaum vorstellen, dass es geschlachtet und gegessen wird.

Beschäftigt Ihr Euch einmal mit einem Tier, werdet Ihr merken, dass es Euch versteht und wenn Ihr genau hinhört, versteht Ihr auch, was das Tier Euch mitteilen möchte.
Es freut sich über Aufmerksamkeit, Zuneigung und es spielt mit Euch auch gerne.

Das betrifft nicht nur Hund, Katze und Pferd, sondern auch Kühe, Schweine, Hühner, jedes Tier hat diese Bedürfnisse.
Ein schönes Beispiel ist das Video auf Youtube von Happy Pauline, dem kleinen Schwein.

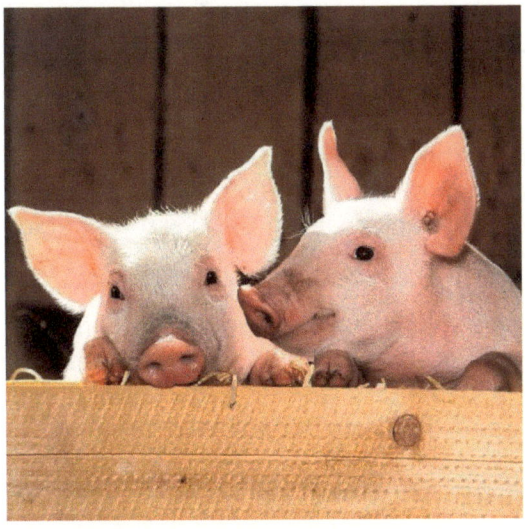

Es liegt mir fern, Horrorszenarien, die sich in der Masttierhaltung abspielen, hier zu wiederholen. Legen wir vielmehr Augenmerk auf die emotionalen und seelischen Befindlichkeiten der Tiere.

Vor rund 40 Jahren war der Fleischkonsum gering und die Rinder, Kühe und Ochsen wurden auch in der Acker-Bewirtschaftung eingesetzt, hatten also Bewegung. In der heutigen Massentierhaltung leben die Tiere meist ohne Bewegung auf engem Raum und erhalten Kraftfutter, damit sie in effizientem Rhythmus mit Fleisch am Knochen verkauft werden können. Mit dem propagierten, anscheinend notwendigen täglichen Fleischkonsum wird der Mensch genauso effizient gemästet und die natürliche Bewegungsfreude aberzogen. Und das alles wird Genuss und Lebensqualität genannt.

Beobachten wir die Entwicklung der Geschmacksnerven von Kind bis ins Erwachsenenalter, fällt auf, dass man als Kind Kaffee, Wein und oft auch Fleisch nicht gern hat und dies ablehnt. Wenn man als Kind wenig bis gar keine Süßigkeiten bekommt, besteht dieser Wunsch danach überhaupt nicht. Viele Essgewohnheiten werden uns mehr antrainiert als wir bewusst wahrnehmen.

Eine Cobimax-Abfrage wäre z.B.
„Geschmacksnerven-Manipulation?"
Gebt es Euch einfach mal ein bei www.connectdoor.de, unter „Freie Themenwahl".

Trotz der gängigen Lehrmeinung, wir müssten unseren Eiweißbedarf hauptsächlich über Fleisch decken, erkennen wir, dass Pflanzen uns genauso mit Eiweiß versorgen. Die Leber produziert die Proteine aus Pflanzen.

Elisabeth Müller erzählte: „Ich weigerte mich ab 12 Jahren Fleisch zu essen, weil ich es nicht runterbrachte und der Geschmack mir bis zum Brechreiz widerstand. Über die Jahre hinweg wurde ich allen Ernstes gefragt, ob ich ohne Fleisch überhaupt lebensfähig bin und funktionieren kann, obwohl ich Eier, Käse und Milchprodukte esse. Müssten wir selbst, wie bei der Gemüsezubereitung, zuerst das Tier töten, zerteilen und dann zubereiten, würde der Fleischkonsum rapide zurückgehen."

Welchen Stress fügen wir den Tieren zu, wenn sie zur Schlachtbank geführt werden?
So nebenbei: Wir nehmen diese Stress-Hormone beim Verzehr von Fleisch mit in unseren Körper auf und müssen somit nicht nur unseren eigenen Stress bewältigen.

Weiterhin ist Fleisch unter anderem belastet mit Antibiotika, Pestiziden, Wachstumshormonen, es gärt, zersetzt sich und verwest in unserem Darm.
Auch wenn wir mageres Fleisch essen, ist dennoch zu viel Fett enthalten, was die Leber zu verarbeiten hat.

Auch auf anderen Ebenen zeigt es seine Wirkung. Probiert es aus!

„Infrarot-Schweinebewusstsein beseelt körpereigene Partikel oder Substanzen, welche meine Genetik pathologisch verändern"

„Infrarot-Schweinebewusstsein beseelt körpereigene Partikel oder Substanzen, welche meine Zellrezeptoren besetzen"

Ersetzt das Wort „Schwein" durch „Rind" oder andere Schlachttiere und achtet auf Reaktionen, wenn Ihr es Euch auf www.connectdoor.de bei Freie Themenwahl eingebt.

Sehen wir die Tiere als unsere Freunde an, lassen wir sie leben und ernähren uns von dem, was die Natur uns schenkt: Gemüse, wozu auch die Kartoffeln zählen, Salate, Kräuter und Obst in zahlreichen Varianten.

Lebendige Nahrung

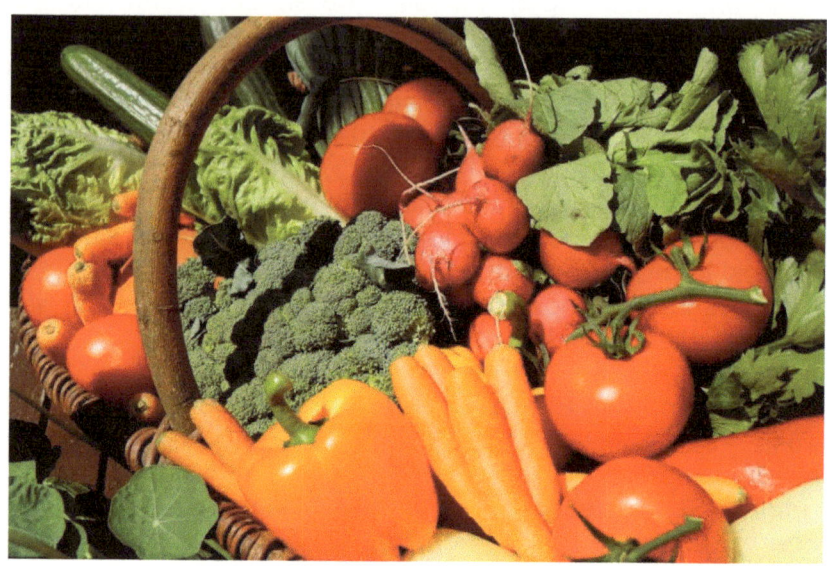

Unter lebendiger Nahrung verstehe ich die Nahrung, die noch alle Nährstoffe beinhaltet, die ein Mensch fürs Gesundsein braucht.
Der Nährstoffgehalt in unserem Gemüse, den Salaten, Kräutern und Obst hat aber drastisch abgenommen.

Aufgrund der folgenden Beispiel-Liste erkennen wir, dass es wichtig ist, unserem Körper genügend Mikronährstoffe zur Verfügung zu stellen.

Mikronährstoff	Funktion	enthalten in z.B.
Calcium	stärkt Knochen und Zähne	Milch, Käse, Grünkohl
Chrom	beteiligt bei der Regulation des Blutzuckers, unterstützt den Glucosestoffwechsel	Pilze, Weizenkeime, Vollkornmüsli
Eisen	fördert den Sauerstofftransport im Blut und die Bildung roter Blutkörperchen	Schwarzwurzel
Jod	zur Bildung der Schilddrüsenhormone	jodiertes Speisesalz
Magnesium	zur Nerven- und Muskelentspannung, aktiviert etwa 300 Enzyme	Bananen, Nüsse
Selen	dient als Radikalfänger, Bestandteil von Enzymen	Meeresfrüchte, Eier, Getreide, Nüsse
Zink	stärkt das Abwehrsystem, unterstützt die Wundheilung	Austern, Milch
Vitamin A	stärkt die Sehkraft, unterstützt Wachstum und Immunsystem	Karotten, Salat, Paprika, Spinat
Vitamin B1	stärkt das Herz- und Nervensystem	Kartoffeln, Hülsenfrüchte
Vitamin B2	Bestandteil von vielen an Fett- und Eiweißverwertung beteiligten Enzymen	Milch, Eier, Nüsse
Vitamin B6	für Eiweißstoffwechsel und die Funktionen des Kreislauf- und Nervensystems	Vollkornprodukte, Bananen

Vitamin B12	wichtig für die Neubildung von Zellen, erhält ein gesundes Kreislauf- und Nervensystem	Austern, Krabben,Sauerkraut
Vitamin C	stärkt die Abwehr, unterstützt die Bildung von Bindegewebe	Paprika, Zitrusfrüchte, Kiwi, Broccoli
Vitamin D	fördert die Aufnahme von Calcium, daher wichtig für die Knochenbildung	Eier, Pilze (Sonnenlicht)
Vitamin E	Zellschutz	Weizenkeimöl, Sojaöl, Eier, Nüsse
Folsäure	wichtig für Zellwachstum, -teilung und Aufbau der Erbsubstanz, daher besonders wichtig in der Schwangerschaft.	Broccoli, Spinat, Orangen
Biotin (Vitamin H)	wichtig für gesunde Haut, Haare und Nägel	Champignons, Soja
Pantothensäure	wichtig für den Fettstoffwechsel und die Bildung neuer Körperzellen	Champignons, Broccoli, Blumenkohl

Umweltgifte belastetes Gemüse und Früchte

Als Folge eines rasanten Anstiegs der Urbanisierung und Industrialisierung sowie der informellen Wirtschaft, insbesondere in Staaten mit geringen und mittleren Einkommen, steigt die Umweltgiftbelastung rasant an. Die größten Gefahren für die menschliche Gesundheit sind langlebige Umweltgifte. Dazu gehören Schwermetalle, persistente organische Schadstoffe (POPs), einschließlich der persistenten verbotenen Pestizide wie DDT und Radionuklide.

Die weltweit am gefährlichsten Umweltgifte sind Arsen, Blei, Chrom, Pestizide, Quecksilber und Radionuklide, die unsere

Umwelt und damit unsere Nahrungsmittel belasten. Sie reichern sich im Körper an und verursachen die verschiedensten Krankheiten.

Hierzu bietet COBIMAX geniale Zellrezeptoren-Programme, womit der Körper von den schädigenden Umweltgiften gesäubert wird.

Das Folgende hat jetzt nicht unbedingt mit unserer Nahrung etwas zu tun, aber wir sind täglich damit konfrontiert und die Zellrezeptoren können die notwenigen Nährstoffe nicht aufnehmen:
Insbesondere Quecksilber ist mehr verbreitet als wir denken. Unter anderem geben beispielsweise LCD-Flachbildschirme Quecksilberdampf ab.
Hier einige Cobimax-Abfragen, um auf www.connectdoor.de unter Freier Themenwahl auszuprobieren:
„Durch LCD-Flachbildschirm aufgenommener Quecksilberdampf"
„Durch Flachbild-Computermonitore aufgenommene Quecksilbersignatur 436 Nanometer"
„Quecksilbersignatur 436 Nanometer pathologisierte Zellrezeptoren"

Was können wir tun?
Da kommt dem einen oder anderen schon der Gedanke hoch, dass es wohl besser wäre, sich von „Lichtnahrung" zu ernähren. Nun, da fällt ja der Aspekt des gesellschaftlichen Beisammenseins aber weg. Es macht doch sehr viel Freude, im Familienkreis oder Freundeskreis miteinander zu erzählen, lachen, fröhlich sein und dabei etwas Leckeres zu essen.

Eine Alternative ist das Einkaufen bei einem Bio-Bauern, der sein Gemüse natürlich anbaut. Am besten ist es, wenn man einen eigenen Garten oder einen Balkon hat und alles selbst säen und pflanzen kann.

In unserem Taschenbuch „ConnectDoor – Zugang zum Geschenk der Natur" wird beschrieben, wie mit Hilfe der Communikations-Biologischen Matrix, COBIMAX, eine Gartenpflanzen-Connection-Gehirnkarte wachsen kann. Diese wird mit diversen Inputs bestückt und lässt dann das Gemüse, Salate, Kräuter und Obst derart gedeihen, dass es für den Verzehr alles beinhaltet, was der Mensch an Nährstoffen braucht. Elisabeth Müller und weitere Interessenten haben dieses Programm durchgearbeitet, welches in Einzelsitzungen oder auch in Workshops angeboten wird.

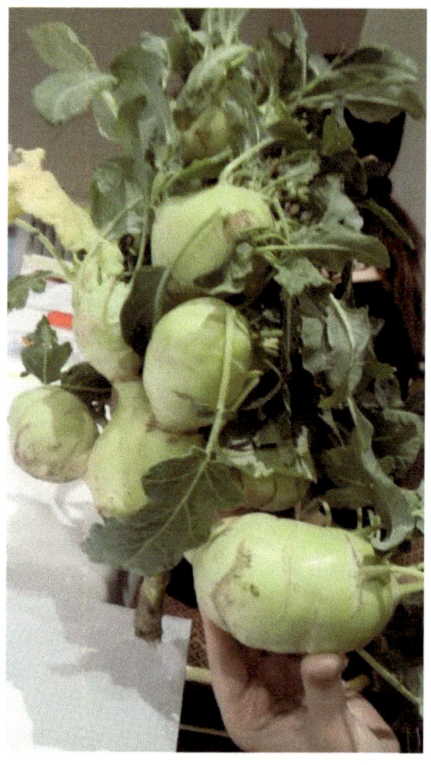

Hier sind aus einer Kohlrabipflanze eine Vielzahl an Kohlrabi-Knollen gewachsen. Aus einer Wirsingpflanze wuchsen drei Wirsingköpfe.

Elisabeth Müller erzählte: „Meine Motivation mit der Cobimax-Garten-Connection-Gehirnkarte mein Gemüse anzubauen, ist die Möglichkeit ganz auf Dünger, Kompost und Pestizide wie Schneckenkörner zu verzichten. Ich setze ausschließlich biologische Samen und auch Kartoffelsetzlinge. Den Ernteertrag meiner Erbsen, Kartoffeln, Karotten, Buschbohnen, Randen, usw. konnte ich in den letzten zwei Jahren sehr steigern, so dass ich während etwa 6 Monaten eigenes Gemüse habe.

Als ich meine Bohnen einfach nicht vom Stängel abpflücken konnte und auch die Karotten partout nicht aus dem Boden kamen, hielt ich inne und sagte: Meine Bohnen und Karotten, ich danke euch, dass ich euch ernten darf". Darauf ließen sich die Bohnen locker ernten und die Karotten hielten sich nicht mehr an der Erde fest.

Es macht viel Freude aus dem selber angebauten Gemüse Kartoffelgratin, Bratkartoffeln, Rösti, Erbsenquiche usw. zuzubereiten und es schmeckt einfach viel besser. Gleichzeitig stellte ich fest, dass die gekauften Brote wie auch das Mehl irgendwie Blähungen verursachen. Deshalb kaufe ich nun Demeter-Dinkelkorn und mahle es selbst, um damit Brote, Kuchen und Quiches zu backen. Zu meinem Erstaunen bin ich leichter geworden, obwohl ich weder mit Butter, Rahm oder Öl spare."

Damit aber die Nährstoffe dann auch an die richtigen Stellen im Körper kommen, wo sie gebraucht werden, geht es im nächsten Kapitel weiter, worauf wir außerdem noch achten sollten.

Emotionales Essen

Normalerweise machen die Menschen einen Unterschied zwischen Gefühl und Emotion. Ein Gefühl ist, wenn ich mir den Fuß an einem Stein stoße und Schmerz fühle. Wenn ich mich darüber ärgere, dann ist das eine Emotion. Für COBIMAX ist Gefühl und Emotion der gleiche chemische und elektrische Vorgang im Körper, da gibt es keinen Unterschied.

Sicherlich kennt jeder von Euch, dass eine Begebenheit Euch auf den Magen schlägt. Der eine reagiert mit Heißhunger, dem anderen vergeht der Appetit.

„Ich habe mich schrecklich geärgert, das spüre ich in der Magengegend. Es bessert sich nur, wenn ich etwas esse. Es gibt ein gutes Gefühl, wenn ich den Ärger mit einer Scheibe Brot zudecke und somit hinunter schlucke. Es beruhigt mich. Frustessen ist da wohl das gängige Wort."

„Jedes Mal, wenn abends im Fernsehprogramm Werbung zwischen einem Film kommt, stehe ich auf, gehe an den Kühlschrank, hole etwas Essbares heraus, gehe zurück, setze mich wieder vor den Fernseher und verspeise das Mitgebrachte. Das ist schon eine Gewohnheit. Es hat lange gedauert, bis ich diesen Automatismus selbst bemerkt habe. Die Waage zeigte mir dann auch das Endergebnis. Nun gilt es, diese Konditionierung zu bearbeiten. Den Fernseher habe ich schon abgeschafft."

Wie kommen Pheromone in unser Essen?
Betrachten wir unseren Arbeitsalltag und wie wir unbewusst über das Essen in Restaurants, Kantinen oder über den Kauf von Take-Away-Angeboten wie Pizza und Sandwiches Pheromone anderer aufnehmen. Pheromone haben Einfluss auf Sexualverhalten, Sympathie, Antipathie und soziale Kontakte.

Es sind Substanzen, die von einem Individuum nach außen abgegeben werden und bei einem anderen Individuum der gleichen Art spezifische Reaktionen auslösen. Die Menschen, die tagein tagaus unsere Sandwiches zubereiten, sind vielleicht sauer, ärgerlich, enttäuscht, befinden sich gerade in einer Scheidung oder Trennung, sind krank, haben Schmerzen, Sorgen oder sind einfach gestresst und geben solche Pheromone auf die Sandwiches ab.

Die Pheromone derjenigen Menschen, die unser Essen zubereiten, nehmen wir unbemerkt in unserem Körper auf und nicht immer zu unserem Vorteil. Normalerweise gehen wir bei Begegnungen mit Menschen, die uns nicht passen, auf Distanz und sagen, der hat schlechte Energien oder Vibes. In der heutigen Konsumgesellschaft, wo wir uns während den Arbeitstagen mehrheitlich extern ernähren, kümmern wir uns nicht darum, mit welchen Einstellungen oder Energien die Mahlzeiten zubereitet sind.

Natürlich gibt es Köche und Köchinnen in Restaurants, die leidenschaftlich gerne und mit Freude kochen, deren Pheromone uns dann gut tun. Wir pflegen ja auch unsere Lieblingsrestaurants, mit denen wir frequenzspezifisch sind. Jedoch kann an einem Tag in der Küche Feststimmung herrschen, das Essen ist wunderbar und am nächsten Tag sind die Küchenmitarbeiter launisch und das Essen schmeckt abgestanden.

Als Kind und Jugendlicher isst man Zuhause und bekommt die Pheromone der Mutter, die einem wohlgesonnen ist. Wenn man dann später selber kocht, weiß man ebenso, welche Zutaten von wo stammen und in welcher Stimmung das Essen zubereitet ist.

Wollen wir unser Wohlbefinden mit konstruktiver Ernährung bis ins Alter erhalten, ist es empfehlenswert vermehrt selber zu kochen und auch die Sandwiches zum Mitnehmen selber vorzubereiten. Für die ältere Generation ist selber kochen völlig normal und sie ist externen Pheromonen viel weniger ausgesetzt.

Hingegen haben wir heute eine hohe Bevölkerungszahl, die unter frisch zubereiteten Mahlzeiten etwas ganz anderes versteht wie unsere alte Generation. Mehrheitlich haben wir sogar vergessen, wie frisch zubereitete Mahlzeiten schmecken, weil beispielsweise Pasta, Knöpfli und auch Rösti in den Gasthöfen und Läden bereits Fertiggerichte, also vorgekocht und mit Konservierungsmittel abgepackt sind.

In der eigenen Küche aus frischen Kartoffeln und Mehl zubereitete Gnocchi und auch Tagliatelle schmecken einfach traumhaft. Ein solches Essen enthält zufriedene, wohltuende Pheromone. Will man nicht zu viele Gefühls-Pheromone anderer konsumieren, kann man sein Essen einen kurzen Moment konzentriert anschauen und innerlich auf das Essen „optimaler Nährstoffaufnahme und Nährstoffgehalt" projizieren.

Um uns unserer eigenen Pheromonen beim Zubereiten von Mahlzeiten bewusst zu werden, beobachten wir unsere Gedanken und Einstellungen während dem Kochen. Schaue ich nebenbei in den Fernseher oder das Smartphone, bin ich nervös und denke, wo ich in Kürze sein muss oder an Vorfälle während des Tages. Besser ist, sich auf das Schnetzeln, Schneiden, Garen, Braten und Backen zu konzentrieren und sich das Kochen als alchemistischen Prozess vorzustellen.

Destruktive Auswirkungen von Emotionen auf unsere Zellen
So wie wir uns der Auswirkungen anderer Pheromone meist nicht bewusst sind, ist das auch mit unseren Emotionen. Die Auswahl gesunder Nahrungsmittel ist wichtig, jedoch kommen dem Bewusstwerden unserer Emotionen den mindestens gleichen Stellenwert für unsere Gesundheit zu. Deshalb empfehlen wir anstelle von Diäten eine emotionale Fastenkur.

Cobimax-Abfragen zeigen uns, dass selbst die beste und teuerste Ernährung oder alle Nahrungsergänzungsmittel nur in dem Maße ihre volle Wirkung entfalten können, wie der blockierende Einfluss destruktiver Emotionen an unseren Zellrezeptoren minimiert wird.

Zellrezeptoren und Gefühls-Chemie

Wieso das so ist, verstehen wir, wenn wir uns die Funktion unserer Zellrezeptoren anschauen.

Auf der Oberfläche einer menschlichen Zelle befinden sich zwischen 1.000 bis 10.000 Zellrezeptoren. Auf der Zellmembran im Äußeren und zum Teil im Inneren, im Bereich des Zellkerns sind Gebilde, die die Aufgabe haben, alle Nährstoffe, Signalstoffe, Hormone, die die Zelle im Inneren braucht, aufzufangen und entweder bis zur Zellmembran weiterzuführen oder auch durch die Zellmembran hindurchzuführen.

Die Zellrezeptoren nehmen Calcium, Kalium, Natrium usw. auf. Grundsätzlich nimmt ein Calcium-Rezeptor nur Calcium-Atome und nichts anderes auf, zumindest denken wir das so. Die Nährstoffe oder Hormone, die durch die Blutbahn an die Zelle herankommen und dann von den diversen Rezeptoren aufgenommen werden, diese Zellrezeptoren funktionieren nach dem Schlüssel - Schloss - Prinzip. Das wiederum heißt, das Calcium-Atom, was in die Zelle möchte, kann nur eine solche Form haben, die in den Rezeptor passt. Zudem haben wir noch weitere 1.000 bis 10.000 Rezeptoren, die die unterschiedlichsten Hormone, Nährstoffe, Vitamine, Enzyme, Elektrolyte und alles Mögliche aufnehmen.

Der Hypothalamus, eine kleine Drüse im Mittelhirnbereich, hat viele biologische Aufgaben im Körper und bildet u.a. sogenannte emotionale Neuropeptide, auch Gefühlshormone genannt. Sind wir beispielsweise gerade eifersüchtig, fühlen wir das chemisch, wozu das Gefühlshormon im Hypothalamus gebildet, über die Blutbahn weitergeleitet und von Rezeptoren aufgenommen wird. Allerdings haben wir, wenn wir auf die Welt kommen, kaum einen Rezeptor für Eifersucht oder Zorn, Wut, Hass.

Zellernährung durch Gefühlshormon

Wenn ein Gefühlshormon das erste Mal in die Zelle hineinkommen will, muss es seine Form einem Zellrezeptor anpassen. Der am leichtesten zu knackende Zellrezeptor hierfür ist der Calcium-Rezeptor. Sich destruktiv auswirkende Emotionen, also chemisch ausgedrückt Gefühlshormone, nehmen dann über solche Zellrezeptoren (z.B. Natrium-Rezeptor, Calcium-Rezeptor, Phosphor-Rezeptor, Vitamin-Rezeptor) Eingang. Sie verändern dazu ihre molekular-geometrische Struktur so, dass sie exakt z.B. einem Calciumatom ähneln und dort eindringen können.

Nach 2-3maliger Wiederholung chemisch gefühlter Eifersucht passiert folgendes: Der Zellrezeptor, der ursprünglich Calcium aufgenommen hat, verändert sich so, dass er plötzlich kein Calcium mehr aufnimmt, sondern nur noch das Gefühlshormon Eifersucht. Die Zelle innen drin sagt: *Ich brauche Calcium, mein Kern braucht Calcium, um nervale Verbindungen herzustellen. Wenn du Mensch da außen mir jetzt kein Calcium gibst, benötige ich dringend Eifersucht als Fast-Food für meine Zelle, die sonst abstirbt, weil inzwischen die Zellrezeptoren nur noch dieses Gefühlshormon aufnehmen.* So kommt es, dass die hungrige Zelle dem Menschen befiehlt: *Du musst jetzt eifersüchtig sein, weil anstelle von Calcium das Gefühlshormon Eifersucht die Zelle ernährt.*

Gefühlshormone ersetzen Nährstoffe

Die Zelle ernährt sich also neu über ein Gefühlshormon und nicht mehr über einen Nährstoff. Dies begründet zwanghaftes emotionales Denken und Handeln und ab sofort diktiert die Zelle dem Menschen nach außen, wie er sich verhalten muss. So funktioniert diese chemische Realität. Ihr bekommt von der

Zelle sogenannte Messenger-Peptide, Botenstoffe, zurück ans Gehirn und die melden dann: *Wir brauchen Eifersucht, weil die Zellen sonst verhungern!*

Nun erleben wir die Emotionen nicht mehr, weil uns einfach danach ist, sondern weil unsere Zellrezeptoren entsprechende Ersatz-Emotionen als Gefühlshormon anfordern. In der Praxis bleibt es nicht nur bei einer Zelle, sondern Millionen von Zellen müssen so agieren, weil wir sie nach Gefühlshormonen wie Zorn, Hass, Trauer, Neid, Geiz usw. süchtig gemacht haben. Aus dieser Perspektive wird klar, dass es mit unserem freien Willen nicht mehr weit her ist, weil uns unsere Zellchemie sagt, wo es langgeht und welche Gefühle gelebt werden. Die für uns wirklich wichtige Nachricht bei diesem Vorgang ist, dass, sobald ein Gefühlshormon einen Nährstoff-Zellrezeptor passiert und verändert, dieses Gefühl nicht mehr nur Unterhaltungswert sondern Nährwert hat.

Tore für Mikroben geöffnet
Ab diesem Moment wird es Bakterien, Viren, Pilzen und Parasiten erst ermöglicht, an einen Zellrezeptor anzudocken. Das Gefühlshormon muss anstelle von Calcium, Magnesium, Phosphor, Vitaminen, Enzymen deren Nährstoff-Funktion übernehmen, kann es aber niemals ersetzen. Die Gefühlshormone bringen uns zwar Situationen, damit wir uns ärgern oder fürchten können, jedoch erfüllen sie keine Immunabwehr. Würden die Zellrezeptoren nicht durch unsere Gefühlshormone degeneriert, hätten die Mikroben keine Chance unser Zellen anzugreifen und Entzündungen und Infekte auszulösen.
Dieser Mechanismus gilt für alle tief oder oft empfundenen Emotionen, auch für Alkohol, Nikotin und alle Drogen. Es besteht eine Sucht.

Gefühle prägen unser Leben
Dies soll nun nicht Angst vor unseren Gefühlen auslösen, sondern motivieren uns zu fragen, wieso wir uns ärgern oder

ängstigen und was uns denn nun über die Leber gekrochen ist, weshalb wir launisch sind. Unser biologischer Körper ist die Übersetzung innerer mentaler Aktivitäten in physische Ausdrucksformen hinein. Das bedeutet, dass die positiven, konstruktiven Gedanken und Gefühle physisch so sichtbar gemacht werden, wie sie im gleichen Ausmaß im negativen, destruktiven Sinn Realität erlangen. Genauso wie wir wütend durch den Tag gehen, können wir auch guter Laune sein.

Das sogenannte „Negative" ist eine ganz normale, zum Erleben dazugehörende Ausdrucksform. Ohne diese negativen, destruktiven Gefühle wäre uns Menschen der Unterschied zum Positiven überhaupt nicht bewusst. Indem wir aber die Resultate unserer gedanklich-emotionalen Prozesse spüren und sehen, verstehen wir die Übersetzung vom Inneren ins Äußere überhaupt erst richtig.

Gefühlstiefe entscheidend
Jedes Gefühl ist erlebenswert, egal ob mit positivem oder negativem Vorzeichen. Das positive wie auch das negative Vorzeichen eines Gefühls wird nicht nur durch die Auswahl des Gefühlsthemas geprägt, sondern auch durch die Tiefe, die Intensität und vor allen Dingen die unkontrollierte, unbeherrschte Wiederholung eines eigentlich neutralen Gefühls!
Hier beginnen die konstruktiven und destruktiven Gefühlsbewertungen der eigenen Einstellungen zu verschwimmen. Einfach ausgedrückt: Es ist nicht wichtig, wie das Gefühl heißt, sondern was es in uns auslöst und was es in der Zelle bewirkt! Ein nach Harmonie süchtiger Mensch wird beispielsweise in einer solchen Art und Weise Einfluss auf sich selbst und seine Umgebung nehmen, dass alles Mögliche durch sein Verhalten erreicht wird, nur keine wirkliche Harmonie.

Betrachten wir unsere Gefühle als das wundervollste und wertvollste menschliche Ausdruckswerkzeug, um Realität und das Leben zu reflektieren und zu gestalten. Da gibt es kein positives und kein einziges negatives Gefühl. Einzig und allein das zwanghafte bis süchtige Wiederholen egal welchen Gefühls verdient das gerechtfertigte negative Vorzeichen. Fürchten wir uns vor dem Ausdrücken unserer Gefühle oder werden umgekehrt die Gefühle nicht mehr beherrschbar, dann verwandelt sich das Werkzeug Gefühl in eine Waffe, die sich nach innen richtet und uns psychisch wie physisch selbst zerstört.

Deshalb schreibt Bernd Laudenbach auf seiner Internetseite www.cobimax.com:
„Ich bin das, was ich denke, was ich fühle! Denn das, was ich denke und fühle, kontrolliert meinen Zellstoffwechsel, meine Gene und hat somit Einfluss auf MEINE GESAMTE GESUNDHEIT!"

Mit diesem oben genannten Mechanismus können wir dann vielleicht auch ganz einfach verstehen, was passiert, wenn wir unsere Ernährung ändern möchten und es kommen dauernd Essenseinladungen. Absagen geht nicht, dem Gastgeber vorschreiben, was er kochen soll, ebenso wenig. Einladungen ins Lokal sind da wohl etwas leichter zu handhaben, aber kann man denn dem leckeren Angebot der Speisekarte widerstehen? Da essen wir einfach dem Einladenden zu liebe, damit er sich nicht vor den Kopf gestoßen oder abgelehnt fühlt.
Im Prinzip ist es ein Selbstsabotage-Programm, welches uns von einer Veränderung abhalten will. „Angst vor Veränderung"

Die gute Nachricht: Wenn Ihr Anschluss ans Kleinhirn habt, prüft dieses, ob ein Gedanke oder Satz Euch schaden würde und lässt dies nicht zu. Da wir aber einen freien Willen haben, müssen wir ihm schon den Befehl dazu geben, was wir korrigiert haben wollen.

Energetisches Essen

Könnt Ihr Euch vorstellen, was es mit Eurem Essen macht, wenn Ihr es mit Wut im Bauch kocht, wenn Ihr ärgerlich im Topf herumrührt, am Tisch beim Essen streitet? Die Versuche, Wasser zu besprechen, zeigen ja in der Kristallbildung ganz deutlich, welcher Einfluss Eure emotionale Energie hat.

So sollten wir darauf achten, gesunde Nahrung zu uns zu nehmen, unser Essen mit Liebe zu kochen und auch in einer angenehmen Umgebung zu verspeisen.

Bernd Laudenbach berichtet auf www.cobimax.com:

„Emotionaler Dauerstress und emotionales Suchtverhalten manipulieren unsere Zellrezeptoren dahingehend, dass sie eine Zellrezeptoren-Blockade für den Eintritt dieser lebenswichtigen Stoffe bewirken. Dies lösen die Gefühlsmoleküle aus, indem sie genau die Zellrezeptoren zum Eintritt in die Zelle nutzen und gleichzeitig blockieren, die eigentlich für die Aufnahme von lebensnotwendigen Mineralien, Vitaminen, Enzymen usw. vorgesehen sind.

Paradox überfüllter Energiespeicher
Außerhalb der Zellen sind die Nährstoffe in mehr als ausreichendem Maße vorhanden. Der Energiespeicher ist nicht nur voll, er ist sogar überfüllt.
Paradox ist, wenn wir hochwertige Nahrungsergänzungsmittel mit Vitaminen, Mineralien usw. zu uns nehmen, erreichen diese jede Körperzelle, nur diejenigen nicht, in denen sie wirklich fehlen.

Aufgrund unserer emotionalen Blockierung verwehren die Zellrezeptoren (unsere organischen „Türsteher") den Eintritt spezifischer Nährstoffe in die Zelle. Individualität und Einzigartigkeit eines jeden Menschen lassen das eben beschriebene Problem an den unterschiedlichsten Organen und Körpergeweben auftreten. Das zu überprüfen ist für den COBIMAX-Anwender die einfachste Übung."

So nebenbei möchte ich noch einmal, wie in meinen vorigen ConnectDoor-Taschenbüchern beschrieben, auf die Mikrotubuli in jeder unserer Zellen aufmerksam machen. Am Rande, innen und außen der einzelnen Mikrotubuli befinden sich freie Elektronen (Elektronenwolke), die sich so zusammensetzen können, dass ein fehlender Stoff erzeugt wird. Durch sprachliche oder gedankliche Steuerung eines COBIMAX-Ausgebildeten oder auf meiner Seite www.connectdoor.de auf dem Level „Freie Themenwahl" ist nicht nur möglich, die Zellrezeptoren wieder funktionsfähig zu machen, sondern auch den notwenigen Mikronährstoff, dort wo er gebraucht wird, einzuschleusen.

Was hat ein destruktives Gefühl zur Folge?
Es bedeutet, dass das Gefühl in seiner chemischen genauso wie in seiner elektrischen Natur Zellaufbau und -funktion in einer solchen Weise beeinflusst, dass es Nahrungsentzug, Fehlfunktion, Zellkernveränderungen und Krankheit zur Folge haben kann.

Wenn Gefühle zur Sucht geworden sind, setzt dies voraus, dass die Gefühlsmoleküle am Zellrezeptor bereits verschiedene Veränderungen bewirkt haben. Ein zur Sucht gewordenes Gefühl bewirkt an den Zellrezeptoren beispielsweise eine Hyposensibilisierung, eine Degenerierung, eine Schrumpfung, eine Mutation bis hin zur Zerstörung unserer Zellrezeptoren.
Die Folge daraus wird sein, dass das Gefühlshormon in einem noch stärkeren Ausmaß hergestellt werden muss, damit unsere Zelle weiterhin diesen Gefühlskick empfindet.
Dies führt uns unausweichlich zu einer Diktatur der Zellchemie, die uns von innen heraus zwingt, im Äußeren, also in unserem Alltag, Handlungen zu vollführen oder Gefühle immer wieder zu erleben, die wir nicht mehr lassen können!

Diese Dinge geschehen meist unbemerkt und schleichend. Darum werden wir uns der chemischen Gefühlsdiktatur erst bewusst, wenn wir uns Kraft unseres mittlerweile stark geschwächten Willens von Zwangshandlungen und emotionalen Süchten trennen wollen. Die Mechanismen, die über die Zellrezeptoren zur Sucht führen, sind für alle Drogen oder Gefühle die gleichen!

COBIMAX definiert ein destruktives Gefühl nicht nach sittlichen oder moralischen Wertmaßstäben, sondern alleine durch die destruktive Auswirkung auf unsere Gesundheit.

Verantwortung übernehmen
Auch wenn die Darstellung dieser destruktiven emotional-biologischen Themen ein gewisses Unwohlsein in uns auslöst, weist COBIMAX genau dann darauf hin, dass dynamische Intelligenz hier eine sofortige, sehr wirksame Einflussnahme ermöglicht. Alleine durch das Benennen eines Gefühls nehmen wir korrigierenden Einfluss auf unsere Psyche und unseren gesamten Organismus.

Spätestens an dieser Stelle kommt in uns die Vermutung hoch, dass wir Verantwortung tragen müssen für das, was wir denken und vor allem fühlen. Da ein COBIMAX-Thema kurz und präzise benannt wird, beispielsweise „Wut", braucht eine gespürte Wutreaktion nicht die geringste zusätzliche Interpretation. Dies bedeutet, dass jegliche Körperreaktion, die aus dem Wut-Thema hervorgeht, Aufschluss darüber gibt, wo sich dieses zellschwächende Thema chemisch und elektrisch manifestiert und im selben Moment beginnt, sich selbst zu korrigieren.

So, wie das Unterbewusstsein in organischen Themen haargenau unterscheidet, trifft dies in gleicher Weise für Gefühlsthemen zu. Es bietet sich die Gelegenheit, jahrelangen emotionalen Zellrezeptoren-Missbrauch in aller Kürze sehr positiv beeinflussen zu können.

Es gibt Menschen, die essen, um den Hunger zu stillen, einfach so nebenbei. Wie viel wertvoller ist es, das Essen zu zelebrieren. So geben wir den Nahrungsmitteln die Wertschätzung, die sie verdienen. Ein hübsch gedeckter Tisch, die verschiedenen Komponenten fürs Auge ansprechend auf dem Teller verteilt, bekommen dem Magen auch viel besser, als in Hektik und lieblos heruntergeschluckt. Nehmen wir uns die Zeit, dankbar für unsere frisch zubereitete Mahlzeit zu sein.

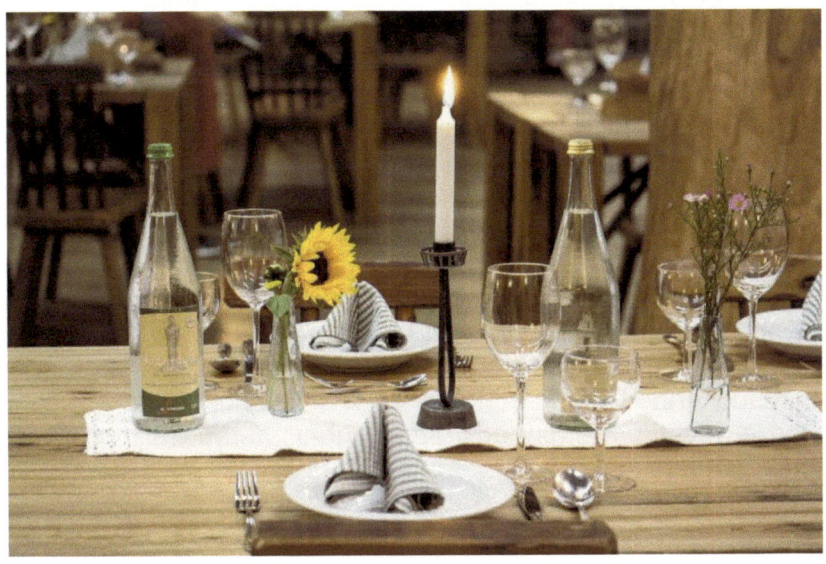

Übergewicht und Untergewicht

Übergewicht und Untergewicht möchte ich hier gesondert ansprechen. Es können so viele verschiedene Faktoren dahinter stecken. Es ist nicht nur zu viel oder zu wenig an Nahrungsaufnahme oder zu viele oder zu wenige kalorienhaltige Nahrungsmittel, die die Speckpolster auf die Rippen bringen oder die Rippen hervorstehen lassen. Es sind unter anderem die Einstellungen dem Essen gegenüber, die Glaubenssätze „Wenn ich das Stück Torte nur sehe, nehme ich schon zu!" oder „ Ich bin zu fett", obwohl das nicht stimmt. Hier liegt oft auch eine verzerrte Körperwahrnehmung vor.

Ich denke, Ihr habt inzwischen verstanden, wie dieser Mechanismus bei jedem Menschen funktioniert. Euer Gehirn bildet aufgrund Eurer Gedanken ein Bild in Eurem Stirnlappen, das Kleinhirnbewusstsein in Eurem Hinterkopf sieht dies und erfüllt Euch den Wunsch, ob es Euch dienlich ist oder nicht. Es bewertet nicht, es bringt es einfach in die Realität.

„Während eines COBIMAX-Lehrgangs übten wir die Synchronisation. Hierbei spürt eine anwesende Person die Reaktion auf eine COBIMAX-Abfrage, die an eine hilfesuchende Person gerichtet ist. Die Hilfesuchende war sehr übergewichtig. Sie gab uns die Erlaubnis herauszufinden, was dahinter steckt.

Ich wurde mit ihr synchronisiert und sollte meine Reaktionen auf die COBIMAX-Abfrage mitteilen. Die Abfrage war mir nicht bekannt. Plötzlich erlitt ich einen Weinkrampf, eine tiefe Traurigkeit erfüllte mich. Es dauerte eine ganze Weile, bis ich mich wieder beruhigt hatte. Jetzt wollte ich doch den Wortlaut der Abfrage wissen und was die COBIMAX-Therapeutin der Hilfesuchenden ins Unterbewusstsein geschleust hatte: „Emotionaler Hunger"!

Nun war ganz deutlich, dass das Übergewicht der Dame mit

Emotionen zusammenhing, die sie immer wieder mit Essen kompensierte. Die weiterführenden Themen erarbeitete sie dann direkt mit der COBIMAX-Therapeutin. Diese Themen können alles beinhalten, von Besetzungen, von seelischen Verletzungen, von Konditionierungen über Glaubenssätze, verschiedenen Emotionen und vieles mehr."

Wie lange hat es gedauert, bis sich auf der Waage immer mehr Kilos gezeigt haben und dann endlich der Entschluss gefasst wurde, das Gewicht muss wieder runter? Wenn dann der Entschluss gefasst wurde, weniger zu essen, mehr Bewegung in freier Natur zu haben und auch noch seinen Stress zu reduzieren, geht es nicht schnell genug. Da soll am besten übermorgen das Ideal-Gewicht erreicht sein.

So schnell geht es leider oder Gott sei Dank nicht! Auch nicht mit Hilfe von COBIMAX.

Es sollten vier Säulen sein, auf denen sich das Gewichts-Programm stützt:
1. Bewusstwerdung in den Essvorgang
2. Lebendige Nahrung
3. Bewegung
4. Korrektur der beteiligten Organfunktionen samt Entgiftung, Eliminierung der beteiligten Erreger, Löschen der einschränkenden Überzeugungen, Umgang mit Stress und weiteren emotionalen Befindlichkeiten sowie vererbten Möglichkeiten des Übergewichts.

Für all dies hat COBIMAX Programme ausgearbeitet. Da jeder individuelle Blockaden hat, treffen nicht alle Programme voll auf jeden zu. Durch Erfragen und entsprechende Körperreaktionen erkennt der COBIMAX-Therapeut/Berater den richtigen Weg. Mit Geduld und Ausdauer gelingt es, mit allen vier aufgezeigten Punkten sein Wohlfühlgewicht zu erreichen. Mitarbeit und Eigenverantwortung ist angesagt für den, der sein Übergewicht reduzieren möchte oder der sein

Körpergewicht anpassen möchte.

Im Prinzip ändert sich an der Vorgehensweise bei Untergewicht nicht viel. Ob Über- oder Untergewicht, es sind die gleichen Mechanismen, die greifen. Lediglich der Inhalt der Konditionierungen, Glaubenssätze, emotionalen Befindlichkeiten etc. ist in gegensätzliche Richtung gepolt.

Als Schlusssätze bei den Cobimax-Abfragen könnten als Beispiel diese Eingaben hilfreich sein:

Bei Übergewicht (kg-Angaben anpassen)

1. Kommunales Körperübergewicht 5 Kilo-Frust Feld
2. Ich bin schon immer aus dem Kommunalen Körperübergewicht 5-Kilo-Frust Feld herausgetreten
3. Ich befinde mich schon immer inmitten des Kommunalen 62 Kilo leichten Körpergewicht Feldes

Beziehungsweise bei Untergewicht (kg-Angaben anpassen)

1. Kommunales Körperuntergewicht 5 Kilo-Frust Feld
2. Ich bin schon immer aus dem Kommunalen Körperuntergewicht 5-Kilo-Frust Feld herausgetreten
3. Ich befinde mich schon immer inmitten des Kommunalen 62 Kilo schweren Körpergewicht Feldes

Cobimax-Anwender testen

Buchinhalte von Antonie Peppler und Anthony William sowie andere Quellen inspirierten zu dieser Testreihe mit den entsprechenden COBIMAX-Abfragen.

Einige COBIMAX-Ausgebildete waren bereit, an dieser Testreihe teilzunehmen.
Ziel war es herauszufinden, inwieweit sie belastet sind mit Umweltgiften, schädlichen Strahlen, Viren und Schwermetallen.
Übersäuerung, Nährstoffmangel und bestimmte emotionale Blockaden wurden ebenso über die Communikations-Biologische Matrix, COBIMAX, abgefragt wie organische Themen.

Vier Wochen dauerte das Experiment.
Jeder Teilnehmer lieferte andere Reaktionen, zum Teil mehr oder weniger stark.
Reaktionen wie Müdigkeit, Gähnen, Augenbrennen, Juckreiz am ganzen Körper, Magen- Darmgeräusche, steifes Gefühl im Nacken waren oft vertreten.

Ohne Ausnahme reagierten folgende Abfragen:
„Neutralisierung und/oder Ausleitung von jeglichen Pestiziden"
„Regulation meines Energiestoffwechsels in meinem Gehirn"
„Optimaler Bau und Funktion meiner Leber"
„Optimale Zuckerverarbeitung"
„Spezifische Viren"
„Durch Stress aktivierte spezifische Viren"
„Zellrezeptoren-Pathologie durch spezifische Viren"
„Autoritäts-Hörigkeit"

Jede Reaktion zeigte, dass diese abgefragten Themen eine Belastung darstellen, die den Körper schädigen und das Unterbewusstsein gleichzeitig Korrekturmaßnahmen einleitet.

Wenn wir uns diese Abfragen anschauen, erkennen wir genau, was wir im Leben ändern sollten:

1. Natürliche Nahrung zu uns nehmen, die ohne Chemie angebaut wird
2. Mit Stresssituationen umgehen lernen
3. Zusätzliche Stresshormone durch Fleischkonsum vermeiden
4. Emotionale Haltungen bearbeiten
5. und somit den Parasiten, wie Bakterien, Viren, Pilzen, Würmern und anderen, kein Futter oder Über-Lebens-Mittel zur Verfügung stellen.

Mit allen in diesem Buch geschriebenen Informationen möchten wir jeden Menschen aufmerksam machen, dass er es selbst in der Hand hat, seine Essgewohnheiten zu verändern, somit auch mehr Gesundheit zu erfahren und der Erde einen guten Dienst zu erweisen.

Mit Hilfe von COBIMAX sind viele Dinge einfach und effizient zu handhaben. Den Entschluss zu fassen für eine Veränderung ist der erste Schritt. Es dann auch durchzuziehen, bedarf der Willenskraft. Wichtig ist auch, sich den Essvorgang bewusst zu machen, das bedeutet, nicht einfach zu essen, sondern dabei sehen und schmecken, was gerade gegessen wird und es genießen.

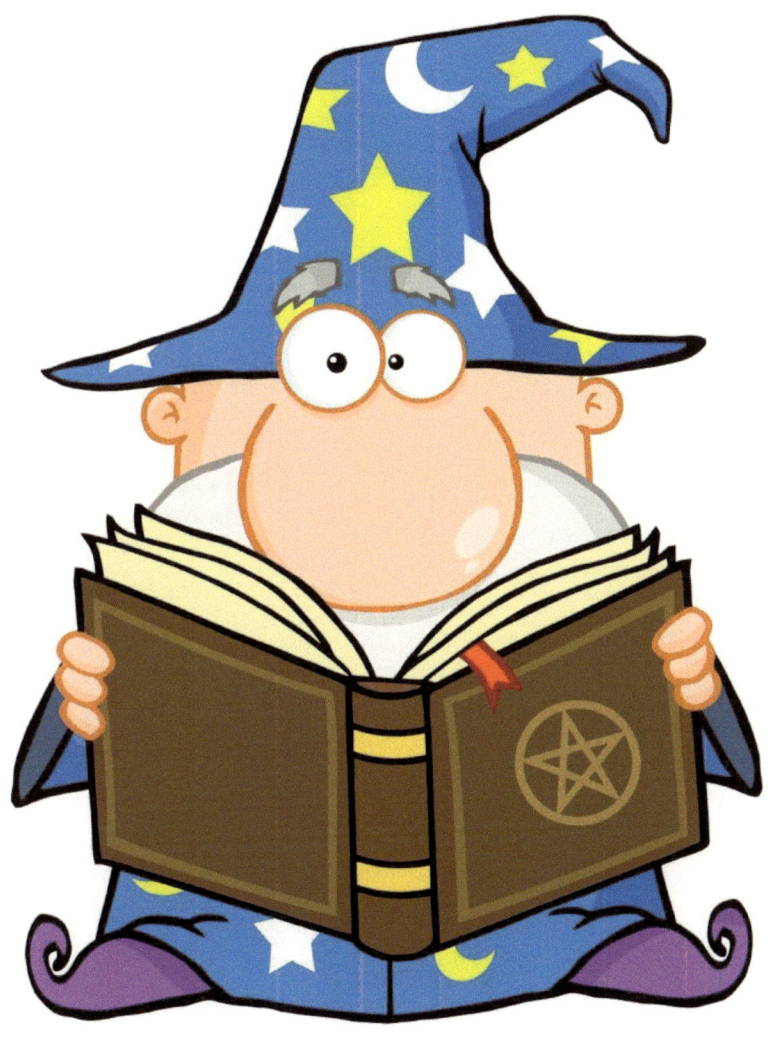

Was ist COBIMAX?

Die „Communikations- Biologische Matrix", kurz „COBIMAX",
wurde von Bernd Laudenbach im Jahr 1998 entwickelt.
Es handelt sich hierbei um ein Kommunikations- und
Therapieverfahren, das es ermöglicht, eine große Vielfalt an
körperlichen sowie emotionalen Erkrankungen anzugehen.
Ohne Hypnose, ohne Meditation, ohne maschinelle Hilfsmittel.
Hier ist ein Weg zur Selbsthilfe und Selbstheilung offen. Denn
genau so will COBIMAX verstanden werden: das Wissen über
die Krankheitsursache aus dem eigenen Kopf des Menschen,
die heilende Kraft aus dem eigenen Körper, genau das ist der
Schlüssel zum Erfolg dieser Therapie.
Seit 2005 wird COBIMAX auch in Lehrgängen weitergegeben,
zur Eigenanwendung oder zur Anwendung in der
therapeutischen Praxis.

COBIMAX® macht's möglich!
Bernd Laudenbach, COBIMAX-Initiator, und zwei andere
COBIMAX-Ausgebildete steckten ihre Köpfe zusammen und
fingen an, der Vision von einer anderen Dimension Gestalt zu
geben. Heraus kam www.connectdoor.de, der Zugang zum
Universum von Cen-Tooh, dem kleinen Zauberer mit der
dicken Knollennase. Zu ihm kommen Besucher aus
zahlreichen Universen, um Rat für die verschiedensten
Probleme zu holen.
Bernd Laudenbach hat Cen-Tooh zum Leben erweckt und nun
kann jeder Besucher direkt Cen-Tooh's „Zauberkräfte" in
Anspruch nehmen. Hiermit hat nun auch jeder Mensch die
Option, völlig eigenständig seine Anliegen zu bearbeiten.

Fassen wir zusammen:
COBIMAX (Communikations-Biologische Matrix) ist also ein
Kommunikations- und Therapieverfahren, das es ermöglicht,
bei Mensch, Tier und Pflanze eine große Bandbreite
unterschiedlichster „Krankheiten" auf körperlicher und
emotionaler Ebene anzugehen.

Es funktioniert ohne maschinelle Hilfsmittel oder computer-gestützte Programme und richtet sich an die individuellen körperlichen und emotionalen Ebenen.
Es erkennt jegliche Fehlfunktionen und aktiviert umgehend die Selbstheilungskräfte.

Es ist ein mentales Verfahren, das den Anwender/ Therapeuten befähigt, mit Hilfe seines Kleinhirnbewusstseins Zugang zum autonomen Nervensystem des Patienten zu bekommen. Dieses Kommunikationswerkzeug reduziert alle Sprachen der Welt auf ihre elementare Funktion: die Erzeugung von Bildern (Hologrammen) durch das Gehirn.

Nach Ansichten der Quantenphysik (Roger Penrose, Stuart Hameroff) reproduziert sich unser biologischer Körper in etwa 42-mal pro Sekunde. Diese Reproduktion ermöglicht dieser Methode den Zugriff zur Schnittstelle innere/äußere Realität, um Verbesserungsvorschläge in Form von Hologrammen über das Unterbewusstsein des Kleinhirns einzuspeisen.

Wie unterschiedliche Gehirnteile "Zeit" völlig verschieden wahrnehmen und entsprechend verarbeiten, wie ein in unserem Kleinhirn sitzendes Bewusstsein anscheinend Wunder wirkt und wie sich all das praktisch anfühlt, wird nicht nur erklärt, sondern der Mensch erfährt und erlebt es direkt.

Durch COBIMAX können u.a. destruktive Gedankenmuster und Emotionen identifiziert, lokalisiert und reguliert werden. Hieraus kann der Anwender direkte Zusammenhänge erkennen, die eine lückenlose Beweisführung zulassen, inwieweit ein destruktives Gefühl die Zellelektrizität, die Zellchemie und die Zellfunktion nachteilig verändert.

Entgegen herkömmlicher wissenschaftlicher Erkenntnis kann mittels COBIMAX das autonome Nervensystem willentlich gesteuert werden.
Das Hauptwerkzeug von COBIMAX sind kleinste

Zellbestandteile (Mikrotubuli) im Körper, die die Fähigkeit besitzen, in jeder Geschwindigkeit und Stärke zu schwingen. Gerade dieses Zellschwingen ermöglicht es, unterschiedliche Vorgänge in den Organen bis in die Zelle hinein zu kontrollieren. So wird dadurch beispielsweise ein Eliminieren von Mikroben erreicht sowie ein Wieder-Ordnen von emotional verursachten Zellfehlfunktionen ermöglicht.

Haargenau das gleiche Vorgehen (Wissen) praktizieren Naturvölker wie die Aborigines schon seit Jahrtausenden.

COBIMAX verbindet den Anwender mit dem grenzenlosen inneren Wissen, zu dem jeder Mensch Zugang erhält, sobald er mit dynamischer Intelligenz verbunden ist. Dieser bewusstseinserweiternde Zustand führt zu einer Zeitbeschleunigung, und daher kann der Einzelne sofort Einfluss auf Zell- und Organfunktionen nehmen.

Das bedeutet, dass jede Person, die eine körperliche und/oder geistige Veränderung herbeiführen möchte, dies durch COBIMAX erreichen kann. Vorausgesetzt, es handelt sich dabei - im biologischen Sinne - um eine Verbesserung.

COBIMAX fördert in höchstem Maße die physische und psychische Autonomie des Menschen.

Lernt die vielfältigen Einsatzmöglichkeiten Eures dynamischen Bewusstseins kennen!

Ursprungssprache

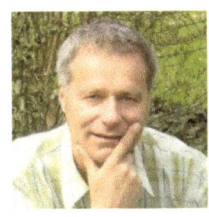 Bernd Laudenbach suchte seit seinem 9. Lebensjahr nach einer vereinheitlichenden Sprache, die alle Menschen sprechen. Gibt es eine Sprache, die vollkommen ohne Verbalik auskommt?

Jahre später lag er nachts schlafend in seinem Bett. Im Traum, der ihm äußerst real erschien, schwebte er an der Zimmerdecke und sah sich neben seiner Frau liegend. Sein erster Gedanke war, so sieht es aus, wenn man stirbt. Im nächsten Moment fühlte er sich wie von einem Gummiband durch einen beleuchteten Tunnel gezogen und fiel auf Wüstensand. Zwei Aborigines kamen auf ihn zu, blickten ihm tief in die Augen und zeichneten mit feinen Stöckchen Zeichen auf seine Beine. Blut tropfte in den Sand.

Kurz darauf wurde er wieder durch diesen Tunnel zurück in seinen Körper gezogen, was mit lauten Geräuschen verbunden war. Er wachte auf und blutete aus Ohren und Nase.

Dies geschah insgesamt drei Mal in fünf aufeinander folgenden Nächten.

Erst eineinhalb Jahre später begriff er, was diese Zeichen bedeuten: Es war die von ihm gesuchte Kommunikation, die alle Lebewesen verstehen.

Herausgefunden hatte er in seiner eigenen Forschungsarbeit, wie diese Kommunikation funktioniert, wie diese anzuwenden ist und baute daraus seine Kommunikations- und Therapieform COBIMAX auf.

COBIMAX-Bilder mit Wirkung

Die in den Bildern erkennbaren Zeichen entsprechen keiner bekannten Schrift oder Verbalsprache. Gleichwohl stehen diese Zeichen aber für die Übermittlung und Verarbeitung von Daten aus einer optionalen potenten Zukunft des Bildbetrachters. Dem Wachbewusstsein völlig unverständlich, richtet sich der Inhalt dieser Schriftzüge einzig und allein an das im Kleinhirn agierende Unterbewusstsein.

Dieses Unterbewusstsein sieht uns selbst, also den Bildbetrachter, als seine Vergangenheit an. Die Arbeitsfrequenz dieses Unterbewusstseins liegt im Bereich der Ultraviolettlicht-Frequenzen, die gleiche Frequenz, in der die Schriftzüge der dynamisch intelligenten Bilder agieren. Somit eröffnet sich mit diesen kommunikativen Bildern die Möglichkeit, unseren Körper wie gleichsam unsere Emotionen durch die Kontaktaufnahme zum eigenen Unterbewusstsein konstruktiv zu beeinflussen.

Einerseits können wir das Bild mit unseren Augen betrachten und den Inhalt des Bildes visuell aufnehmen. Andererseits besteht die Möglichkeit, das Bild mit den Händen zu „sehen": Durch bloßes kurzes Betasten des Bildes übermittelt sich der an das Unterbewusstsein des Betrachters gerichtete Bildinhalt.

Diese Bilder durchbrechen kontrollierende Barrieren und psychische Begrenzungen, die das Wachbewusstsein aus Gründen von Angst und Unwissenheit errichtet hat. Vor vielen Jahrtausenden, als die Menschheit noch nicht der schlimmsten Krankheit, des Intellekts, erlag, war es jedem Menschen möglich, sich mit sich selbst und mit jedem anderen Menschen in dieser mächtigen Sprache zu unterhalten.

Die cobimaximierte „Sprache" ist die Kommunikationsform des Nichtangepassten und Nichtzivilisierten in uns selbst. Dieses Sprachsystem trägt in sich eine unterbewusste Form der

Selbstkontrolle darüber, was als Information zum Empfänger weitergeleitet und verarbeitet wird. Eine vorsätzliche oder ungewollte Manipulation zum Schaden des Bildbetrachters ist unmöglich. Jede Bildnachricht wird mit dem geringsten Energieaufwand, aber dem größten Nutzen für den Bildbetrachter durch den Bildbetrachter selbst erarbeitet.

Die Bilder zeigen die Ursprungssprache von COBIMAX mit unterschiedlichen Themen und den mitunter schädigenden Einfluss auf unsere Gesundheit, die beim Betrachter körperliche Reaktionen auslösen können. Diese Reaktionen beinhalten aber auch gleichzeitige Korrekturmaßnahmen.

So einzigartig und individuell jeder Betrachter ist, können je nach den Problemen vielfältige Reaktionen auftreten. Angefangen bei starker Müdigkeit bis hin zu mehrminütigem Tiefschlaf, häufiges und tiefes Gähnen, Ameisenkribbeln bis völlige Taubheitsgefühle einzelner Gliedmaßen, Blähgefühle im Bauchbereich, Wärme, Kälte, Schwindel, Kopfschmerzen, Migräne, völlige Schwere bis hin zu einem nicht mehr Anheben-Können einzelner Gliedmaßen. Organe können stark spürbar werden. Enge oder Kloßgefühl im Hals, ganze Wirbelsäulenabschnitte machen sich bemerkbar, deutliche Reaktionen im Herzbereich, Schwere und Enge in der Brust oder erschwertes Atmen bis hin zu Atemnot. Anvisierte Gefühle können in aller Deutlichkeit erlebt werden.

Die Skala der möglichen Reaktionen ist nach oben offen. Dies soll den Betrachter nicht erschrecken, sondern nur darauf hinweisen, dass Stärke und Lokalisation der eintreffenden Reaktionen nicht immer den Erwartungen des Wachbewusstseins entsprechen.

Bernd Laudenbach zeigt in diesem Buch einige Bilder-Themen in seiner Symbolsprache.
Das Betrachten geschieht auf eigene Verantwortung.

Es sei hier noch einmal darauf hingewiesen, dass auf der Erde diese Methode für den medizinischen Laien weder Arzt noch Heilpraktiker ersetzt, und dass sie niemals zum Absetzen von Medikamenten auffordert.

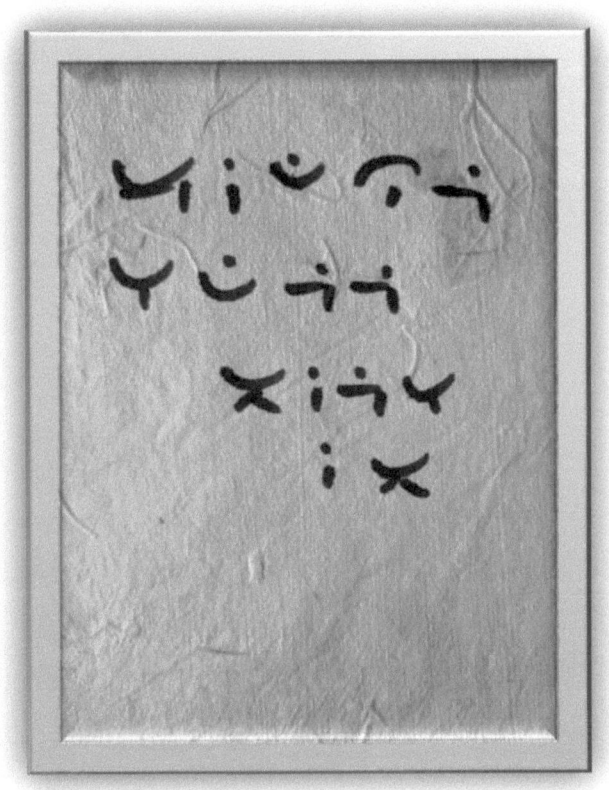

Durch Pestizide pathologisierte Zellrezeptoren

Dieses Bild ist aktiviert.

Bitte Reaktionen abwarten und ausklingen lassen.

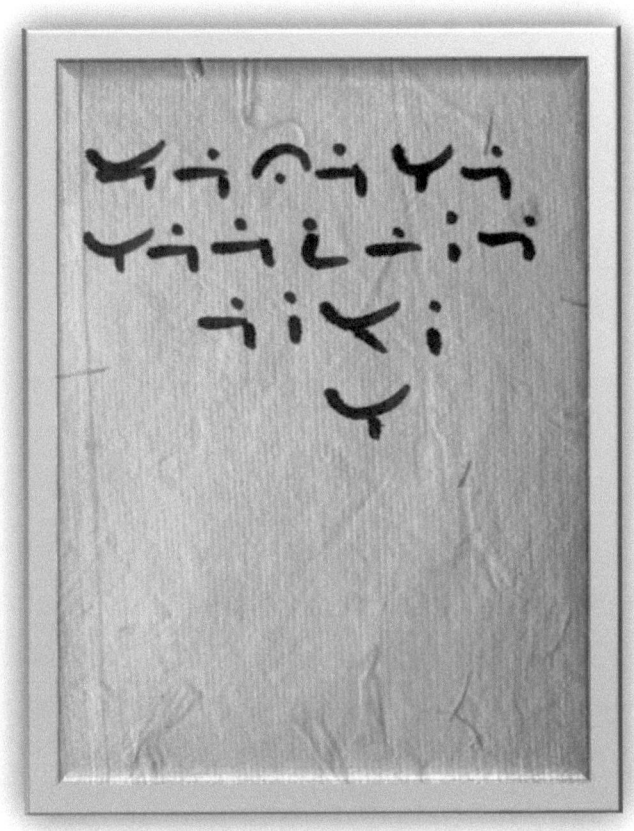

Infrarot-Schweine-Bewusstsein beseelt körpereigene Partikel oder Substanzen, welche meine Zellrezeptoren besetzen

Dieses Bild ist aktiviert.

Bitte Reaktionen abwarten und ausklingen lassen.

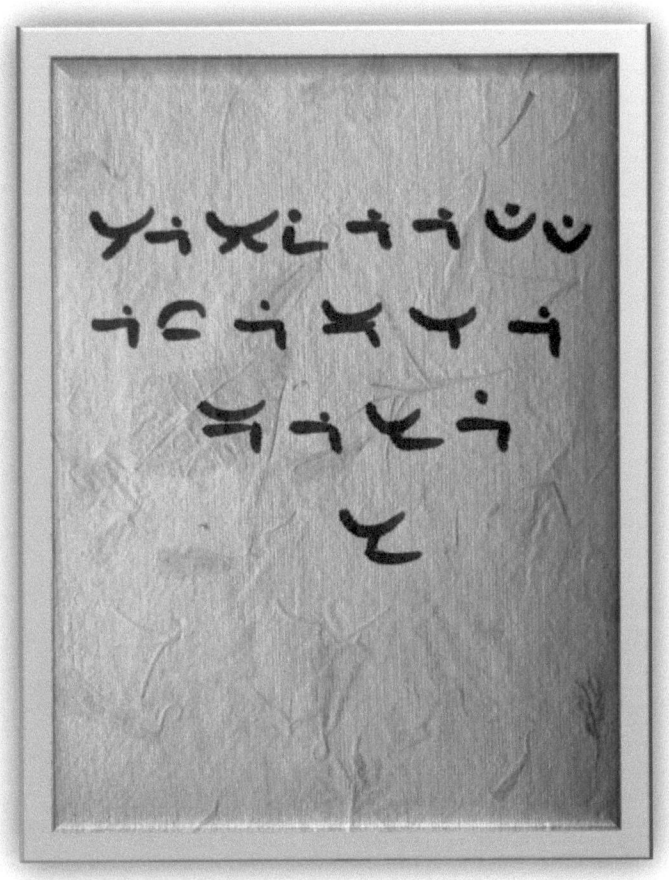

Ich beauftrage mein Höheres Selbst mit der optimalen Nährstoffaufnahme und Nährstoffverwertung meiner Zellen und Zellrezeptoren

Dieses Bild ist aktiviert.

Bitte Reaktionen abwarten und ausklingen lassen.

„Zaubern" lernen?

Bernd Laudenbach prüfte und hinterfragte konsequent den menschlichen Körper und die Psyche und erarbeitete so die Communikations-Biologische Matrix, kurz COBIMAX®.

Du willst selbst „zaubern" lernen?
Dann kannst Du das auf der Erde erlernen.

So mancher Leser mag unsere ConnectDoor-Büchlein als eine Werbemaßnahme sehen. Es ist uns aber viel mehr ein Anliegen, den Menschen zu vermitteln, dass jeder selbst alle Voraussetzungen in seinem Kopf hat, die er benötigt, um direkt und effektiv mit seinem Unterbewusstsein zu kommunizieren und Verbesserungen in seinem Leben zu erzielen. Das funktioniert aber nur, wenn die Gehirnverbindungen, die dazu nötig sind, wieder hergestellt werden.

So wie nicht jeder Mensch Arzt wird und eine Praxis eröffnet, so wird auch nicht jeder Mensch den Wunsch haben, ein COBIMAX-Anwender zu werden. Zumindest ist es aber wichtig, zu wissen, wo er Hilfe finden kann.

Bereits ausgebildete COBIMAX-Berater und COBIMAX-Therapeuten stehen Dir auch gerne zur Seite.
Kontaktdaten auf Anfrage.

Was es bedeutet, ein COBIMAX-Anwender zu sein

„Wir COBIMAX-Anwender müssen verstehen, dass wir durch den „cobimaximierten" Anschluss an unser Kleinhirn direkten Zugang zu einer höheren Instanz, dem Kleinhirnbewusstsein, haben.

Jeder Gedanke, der eine Korrekturabsicht beinhaltet und damit eine Verbesserung des biologischen Organismus unseres Gegenübers bedeutet, wird sofort von dessen Kleinhirnbewusstsein aufgegriffen und dieses lässt unter seiner Kontrolle einen Korrekturvorgang über die Mikrotubuli durchführen.

Eine vorsätzliche oder unbeabsichtigte Schädigung eines anderen Organismus ist mit dem COBIMAX-System nicht möglich, da ein höheres Bewusstsein, das absolut neutral ist, nämlich das Kleinhirnbewusstsein, entscheidet, ob eine COBIMAX-Eingabe durchgeführt wird oder nicht. Somit kann dem COBIMAX-Anwender auch kein Fehler unterlaufen.

Die Frage der Ethik taucht auch immer wieder auf. Jeder COBIMAX-Anwender muss auf seine eigenen ethischen Grundsätze zurückgreifen. Bei einem Hilfesuchenden ist es klar, dass wir auf dessen Wunsch zielgerichtet intervenieren können."

Wie wird man ein COBIMAX-Anwender?

Lehrgang zur autorisierten Nutzung von COBIMAX® mit COBIMAX-Initiierung durch Bernd Laudenbach

COBIMAX ist ein Geschenk der Natur, das jedem Menschen in die Wiege gelegt wird.

So besitzt also jeder Mensch von Geburt an die Fähigkeit durch Gedanken den Körper zu heilen. Sehr früh schon im Leben macht der Mensch unterschiedlichste Erfahrungen.

Da Menschen so konditioniert werden, jegliche Erfahrung emotional zu bewerten, sind es im Laufe des Erwachsenwerdens genau diese im Gehirn gespeicherten emotionalen Beurteilungen, die von der Fähigkeit, sich selbst zu heilen, wieder abtrennen.

COBIMAX baut die Verbindung zum alle Menschen umfassenden Kollektiv-Bewusstsein wieder auf: Dieses höhere Bewusstsein, das bei jedem Menschen im Kleinhirn sitzt, ist der tatsächliche HEILER, der bei allen „Cobimaximierungen" in Aktion tritt.

Der COBIMAX-Lehrgang befähigt den Absolventen zum permanenten Zugriff auf dynamische Intelligenz.
Die erreichte Bewusstseinserweiterung ermöglicht die direkte Einflussnahme auf das autonome Nervensystem, die Organsteuerung und Zellsteuerung eines jeden Menschen.
Gedankenprozesse werden ebenso konstruktiv optimiert.
Dem Lehrgangsabgänger öffnen sich mittels COBIMAX Wege, die ein forciertes Weiterentwickeln der eigenen Persönlichkeit, der Gesundheit und der Autonomie erleichtern.
Selbstverständlich kann der COBIMAX-Anwender dies auch für andere Menschen erreichen.

Der erfolgreiche Abschluss beschert jedem Teilnehmer äußerste Effizienz, indem Gehirnareale willentlich nutzbar gemacht werden, zu dem der Mensch bisher keinen direkten Zugang hatte. Er verbindet die Anwender mit grenzenlosem innerem Wissen und mit dem kollektiven menschlichen Bewusstsein.

**So wie die Krankheit in unserem Körper steckt,
ist auch die Lösung in ihm enthalten.**
Bernd Laudenbach

Die Autoren

Bernd Laudenbach

(Jahrgang 1959), Inhaber einer Praxis für physikalische Therapie, ist ursprünglich ausgebildeter Masseur und besuchte später eine Ausbildung zum Heilpraktiker. Bereits während seiner Berufsausübung als Masseur suchte er nach Möglichkeiten, pathologische körperliche Veränderungen nachhaltig zu optimieren. Obwohl dies unmöglich schien, haben Bernd Laudenbachs Neugierde und Beharrlichkeit ihn dazu bewogen, bisherige Erkenntnisse und Annahmen, die den menschlichen Organismus und die Psyche betreffen, gründlich zu prüfen und konsequent zu hinterfragen.

Aufgrund der Erforschung des eigenen Körpers und der eigenen Psyche sowie einer stetigen Selbsthinterfragung hat Bernd Laudenbach darauf aufbauend die Communikations-Biologische Matrix COBIMAX erarbeitet.

Als er Anfang der neunziger Jahre mit den Versuchen zur Aktivierung seiner Selbstheilungskräfte begann, dachte er weder daran, andere Menschen einmal behandeln zu können, noch dieses Wissen bzw. das Werkzeug anderen Interessierten zur Therapieanwendung zur Verfügung zu stellen.

Seit 1999 behandelt er Tausende Hilfesuchende mit Erfolg und seit 2005 bildet er zusätzlich COBIMAX-Therapeutinnen und -Therapeuten aus.

COBIMAX ist eine ursprüngliche Kommunikationsform der Natur, die zielgerichtet Selbstheilungskräfte aktiviert und diese zu präzis gesteuerten Veränderungen im Körper nutzt.

61

Inge Friedrich

(Jahrgang 1947) ursprünglich tätig in der medizinischen Forschung eines Pharma-Unternehmens, lernte Bernd Laudenbach und seine Kommunikations- und Therapie-methode Communikations-Biologische Matrix COBIMAX im Jahr 2003 kennen. Durch die verblüffenden Ergebnisse von COBIMAX, auch bei Austherapierten, wurde ihr Forschergeist geweckt und sie veranstaltete Vorträge und Ausstellungen mit Bernd Laudenbach. Anfang 2005 erhielt sie die Möglichkeit, eine Ausbildung bei Bernd Laudenbach zu absolvieren, um dann selbstständig als COBIMAX-Beraterin zu arbeiten.

Neben der COBIMAX-Beratung hält sie Vorträge und Workshops und begleitete viele Jahre Bernd Laudenbach bei seinen Lehrgängen zur autorisierten Nutzung von COBIMAX.

Elisabeth Müller

(Jahrgang 1962) ist PR-Fachfrau und Inhaberin einer Kleinagentur in Männedorf / Schweiz. Als sie Bernd Laudenbach's Kommunikations- und Therapiemethode kennenlernte, war sie von der Möglichkeit, mit dem Unterbewusstsein direkt zu kommunizieren und gleichzeitig körperliche Dinge heilen zu können, fasziniert. Nur schon weil dies Unabhängigkeit versprach, wollte sie dies auch machen können. Als im Jahr 2005 Bernd Laudenbach eine solche Ausbildung anbot, absolvierte sie den COBIMAX-Lehrgang und gründete die Schweizer COBIMAX-Vertretung. Seither arbeitet Elisabeth Müller neben ihren PR-Aktivitäten als COBIMAX-Beraterin. So einfach COBIMAX in der praktischen Anwendung ist, bleibt die Kommunikation und die Findung der richtigen Worte zur Beschreibung der Funktionsweise der Communikations-Biologischen Matrix bis heute eine Herausforderung.

Weitere Taschenbücher mit cobimaximierten Bildern :

ConnectDoor-
Zugang zu einer anderen Dimension
Die Macht der Gefühle, ISBN 978-3-7357-8011-9

ConnectDoor-
Zugang zur nächsten Dimension
Rund um Bakterien, Viren & Co., ISBN 978-3-7347-3244-7

ConnectDoor-
Zugang zu einer weiteren Dimension
Stress minimieren-Erfolg maximieren,
ISBN 978-3-7347-7381-5

ConnectDoor-
Zugang zu außergewöhnlichen Dimensionen
Von geschmeidig über echt schräg zu voll krass
ISBN 978-3-7386-1740-5

ConnectDoor-
Zugang zu meinem Humanarchitekten
Die große Liebe meines Lebens, ISBN 978-3-7412-0540-8

ConnectDoor-
Zugang zum Geschenk der Natur
Einsatz bei Tier und Pflanze, ISBN 978-3-7528-3496-3

ConnectDoor-
Zugang zum Geheimnis der Zahlen
Einfluss der Zahlen auf Denken, Fühlen und Handeln
ISBN 978-3-7448-2223-7

ConnectDoor-
Zugang zu einer verzwickten Dimension
Liebe und Partnerschaft
ISBN 978-3-7481-8853-7

Kontaktdaten:

Cen-Tooh, der Therapeut : www.connectdoor.de

COBIMAX, Bernd Laudenbach: www.cobimax.com
Frankurter Str. 43, 36391 Sinntal-Altengronau
Tel. 06665 918688
E-Mail: bernd.laudenbach@cobimax.com

COBIMAX, Inge Friedrich: www.inge-friedrich.de
Hähnleiner Str. 4, 64673 Zwingenberg
Tel. 0049 172 763 7112
E-Mail: inge.friedrich@cobimax.com

Elisabeth Müller: www.cobimax.ch
Asylstrasse 46
8708 Männedorf/ZH
Tel. + 41 (0)44 363 30 88
elisabeth.mueller@cobimax.ch

Bilder:
Cen-Tooh: ©HitToon.com-Fotolia.com